48 Recetas de Jugos Para Corregir los Problemas de Vista:

La Solución de la Naturaleza a la Pérdida de Visión y los Problemas de la Vista

Por

Joe Correa CSN

DERECHOS DE AUTOR

Esta publicación está diseñada para proveer información precisa y autoritaria respecto al tema en cuestión. Es vendido con el entendimiento de que ni el autor ni el editor están envueltos en brindar consejo médico. Si éste fuese necesario, consultar con un doctor. Este libro es considerado una guía y no debería ser utilizado en ninguna forma perjudicial para su salud. Consulte con un médico antes de iniciar este plan nutricional para asegurarse que sea correcto para usted.

RECONOCIMIENTOS

Este libro está dedicado a mis amigos y familiares que han tenido una leve o grave enfermedad, para que puedan encontrar una solución y hacer los cambios necesarios en su vida.

48 Recetas de Jugos Para Corregir los Problemas de Vista:

La Solución de la Naturaleza a la Pérdida de Visión y los Problemas de la Vista

Por

Joe Correa CSN

CONTENIDOS

ACERCA DEL AUTOR

Luego de años de investigación, honestamente creo en los efectos positivos que una nutrición apropiada puede tener en el cuerpo y la mente. Mi conocimiento y experiencia me han ayudado a vivir más saludablemente a lo largo de los años y los cuales he compartido con familia y amigos. Cuanto más sepa acerca de comer y beber saludable, más pronto querrá cambiar su vida y sus hábitos alimenticios.

La nutrición es una parte clave en el proceso de estar saludable y vivir más, así que empiece ahora. El primer paso es el más importante y el más significativo.

INTRODUCCIÓN

48 Recetas de Jugos Para Corregir los Problemas de Vista: La Solución de la Naturaleza a la Pérdida de Visión y los Problemas de la Vista

Por Joe Correa CSN

Mientras la visión degradada es algo con lo que la mayoría de nosotros tenemos que lidiar al envejecer, las causas de una pérdida de visión más severa varían. Algunos estudios muestran que cuando tiene más de 65 años, tendrá un 25% más de probabilidades de experimentar alguna forma de pérdida de visión.

Las causas principales de la pérdida de visión son:

- Degradación macular en uno o ambos ojos, principalmente por la edad
- Cataratas, que causan una visión borrosa o visión doble. Esto es más común con el envejecimiento y debería ser removido quirúrgicamente cuando cause problemas
- Retinopatía diabética, que es una complicación severa asociada a la diabetes
- Efectos secundarios de un paro cardíaco.

Mientras algunas de las causas mencionadas antes pueden ser tratadas con cirugía, hay otros remedios para la discapacidad visual causada por la edad, que pueden ser curados con ejercicios de los ojos y ciertos super alimentos.

Algunas comidas han demostrado ser más efectivos que otros para mejorar la visión.

He usado estos alimentos para crear recetas de jugos sabrosas que puede hacer usted mismo en casa. Las recetas en este libro ofrecen una variedad magnífica de sabor y bondad natural, que debería ayudar a sus esfuerzos para mejorar la función de los ojos.

Este libro es una colección de recetas que incorporan vitaminas y minerales directamente de la Madre Naturaleza. Las naranjas, los vegetales de hoja verde, zanahorias y otras frutas y vegetales en varias combinaciones, lograrán satisfacer cada gusto. ¡Empiece y disfrute.

48 RECETAS DE JUGOS PARA CORREGIR LOS PROBLEMAS DE VISTA: LA SOLUCIÓN DE LA NATURALEZA A LA PÉRDIDA DE VISIÓN Y LOS PROBLEMAS DE LA VISTA

1.   Jugo de Hinojo y Espinaca

Ingredientes:

1 taza de hinojo, en trozos

1 taza de verdes de ensalada, en trozos

3 manzanas verdes grandes, sin centro

1 taza de espinaca fresca, en trozos

Preparación:

Lavar el bulbo de hinojo y recortar las capas marchitas. Trozar y rellenar un vaso medidor. Reservar el resto en la nevera.

Combinar los verdes de ensalada y espinaca en un colador grande. Lavar bajo agua fría y colar. Romper con las manos y dejar a un lado.

Lavar las manzanas y cortarlas por la mitad. Remover el centro y trozar. Dejar a un lado.

Combinar el hinojo, verdes de ensalada, espinaca y manzana en una juguera. Pulsar.

Transferir a un vaso y refrigerar 15 minutos antes de servir.

Información nutricional por porción: Kcal: 220, Proteínas: 5g, Carbohidratos: 66.3g, Grasas: 1.3g

2.   Jugo de Pepino y Brócoli

Ingredientes:

1 taza de pepino, en rodajas

2 tazas de brócoli, en trozos

1 taza de Brotes de Bruselas

1 cucharadita de aceite de oliva

Preparación:

Lavar el pepino y cortarlo en rodajas finas. Rellenar un vaso medidor y reservar el resto. Dejar a un lado.

Lavar el brócoli y recortar las capas externas. Trozar y dejar a un lado.

Lavar los brotes de Bruselas y recortar las hojas marchitas. Cortarlos por la mitad y dejar a un lado.

Combinar el pepino, brócoli y brotes de Bruselas en una juguera, y pulsar. Añadir 1 cucharadita de aceite de oliva antes de servir.

Servir inmediatamente.

Información nutricional por porción: Kcal: 74, Proteínas: 8.4g, Carbohidratos: 21.8g, Grasas: 1g

3.   Jugo de Coliflor y Brócoli

Ingredientes:

1 taza de coliflor, en trozos

1 taza de albahaca fresca, en trozos

2 tazas de brócoli, en trozos

1 manzana roja mediana, sin centro

1 limón grande, sin piel

Preparación:

Recortar las hojas externas de la coliflor. Lavar bajo agua fría y trozar. Llenar un vaso medidor y reservar el resto en la nevera.

Lavar el brócoli y trozarlo. Dejar a un lado.

Lavar la manzana y cortarla por la mitad. Remover el centro y trozar. Dejar a un lado.

Pelar el limón y cortarlo por la mitad. Dejar a un lado.

Combinar la coliflor, albahaca, brócoli, manzana y limón en una juguera. Pulsar y transferir a un vaso.

Agregar algunos cubos de hielo y servir inmediatamente.

Información nutricional por porción: Kcal: 156, Proteínas: 9g, Carbohidratos: 46.4g, Grasas: 1.5g

4.   Jugo de Calabacín y Albahaca

Ingredientes:

1 calabacín pequeño, en trozos

1 taza de verdes de mostaza, en trozos

2 tazas de albahaca fresca, en trozos

1 lima entera, sin piel

1 pepino entero, en rodajas

Preparación:

Pelar el calabacín y trozarlo. Dejar a un lado.

Combinar la albahaca fresca y verdes de mostaza en un colador grande. Lavar bajo agua fría. Trozar y remojar en agua tibia por 10 minutos.

Pelar la lima y cortarla por la mitad. Dejar a un lado.

Lavar el pepino y cortarlo en rodajas finas. Dejar a un lado.

Combinar el calabacín, albahaca, verdes de mostaza, lima y pepino en una juguera, y pulsar. Transferir a un vaso y refrigerar 10 minutos antes de servir.

Información nutricional por porción: Kcal: 126, Proteínas: 7.5g, Carbohidratos: 38.8g, Grasas: 1.4g

5.   Jugo de Coliflor y Palta

Ingredientes:

5 floretes de coliflor, en trozos

1 taza de palta, en cubos

1 lima entera, sin piel

1 puerro entero, en trozos

Preparación:

Lavar los floretes de coliflor y trozarlos. Dejar a un lado.

Pelar la palta y cortarla por la mitad. Remover el carozo y cortarla en cubos. Llenar un vaso medidor y reservar el resto en la nevera. Dejar a un lado.

Pelar la lima y cortarla por la mitad. Dejar a un lado.

Lavar y trozar el puerro. Dejar a un lado.

Combinar la coliflor, palta, lima y puerro en una juguera, y pulsar. Transferir a un vaso y refrigerar 10 minutos antes de servir.

Información nutricional por porción: Kcal: 268, Proteínas: 5.7g, Carbohidratos: 32.4g, Grasas: 22.5g

6.   Jugo de Manzana y Col Rizada

Ingredientes:

1 manzana roja mediana, sin centro

1 taza de pepino, en rodajas

2 tazas de col rizada fresca, en trozos

1 taza de berro, en trozos

1 taza de perejil fresco, en trozos

1 onza de agua

Preparación:

Lavar el pepino y cortarlo en rodajas finas. Rellenar un vaso medidor y reservar el resto. Dejar a un lado.

Lavar la manzana y cortarla por la mitad. Remover el centro y trozar. Dejar a un lado.

Lavar la col rizada bajo agua fría. Trozar y dejar a un lado.

Combinar el berro y perejil en un colador. Lavar bajo agua fría y romper con las manos. Dejar a un lado.

Combinar el pepino, manzana, col rizada, berro y perejil en una juguera, y pulsar. Transferir a un vaso y añadir el agua. Agregar hielo antes de servir.

Información nutricional por porción: Kcal: 150, Proteínas: 9.1g, Carbohidratos: 40.8g, Grasas: 2g

7.   Jugo de Zanahorias y Naranja

Ingredientes:

2 zanahorias medianas, en rodajas

2 tazas de brócoli, en trozos

1 naranja grande, sin piel

1 limón entero, sin piel

1 nudo de jengibre pequeño, sin piel

Preparación:

Lavar y pelar la zanahoria. Cortar en rodajas finas y dejar a un lado.

Recortar las hojas externas el brócoli. Lavar y trozar. Dejar a un lado.

Pelar la naranja y dividirla en gajos. Cortar cada gajo por la mitad y dejar a un lado.

Pelar el limón y cortarlo por la mitad. Dejar a un lado.

Pelar el nudo de jengibre y dejar a un lado.

Combinar las zanahorias, brócoli, naranja, limón y jengibre en una juguera. Pulsar.

Transferir a un vaso y refrigerar 15 minutos antes de servir.

Información nutricional por porción: Kcal: 162, Proteínas: 8.7g, Carbohidratos: 51.8g, Grasas: 1.4g

8. Jugo de Col Rizada y Brócoli

Ingredientes:

1 taza de col rizada, en trozos

2 tazas de brócoli, en trozos

1 manzana verde pequeña, sin centro

1 varas de espárragos medianas, recortadas

1 limón entero, sin piel

1 taza de perejil fresco, en trozos

Preparación:

Lavar la col rizada bajo agua fría. Colar y romper con las manos. Dejar a un lado.

Recortar las hojas externas el brócoli. Lavar y trozar. Dejar a un lado.

Lavar la manzana y cortarla por la mitad: Remover el centro y trozar. Dejar a un lado.

Lavar los espárragos y recortar las puntas. Trozar y dejar a un lado.

Pelar el limón y cortarlo por la mitad. Dejar a un lado.

Lavar el perejil bajo agua fría y romper con las manos. Dejar a un lado.

Combinar la col rizada, brócoli, manzana, espárragos, limón y perejil en una juguera. Pulsar.

Transferir a un vaso y refrigerar 15 minutos antes de servir.

Información nutricional por porción: Kcal: 154, Proteínas: 11.1g, Carbohidratos: 45.3g, Grasas: 2.1g

9. Jugo de Calabacín y Chirivías

Ingredientes:

1 taza de pepino, en rodajas

1 calabacín pequeño, en trozos

1 taza de chirivías, en rodajas

1 zanahoria mediana, en rodajas

¼ cucharadita de jengibre, molido

Preparación:

Lavar el pepino y cortarlo en rodajas. Rellenar un vaso medidor y reservar el resto.

Pelar el calabacín y trozarlo. Dejar a un lado.

Lavar y pelar las chirivías. Cortar en rodajas finas y llenar un vaso medidor. Reservar el resto. Dejar a un lado.

Lavar y pelar la zanahoria. Cortar en rodajas finas y dejar a un lado.

Combinar el pepino, calabacín, chirivías y zanahoria en una juguera, y pulsar.

Transferir a un vaso y añadir el jengibre. Refrigerar 10 minutos antes de servir.

Información nutricional por porción: Kcal: 161, Proteínas: 7g, Carbohidratos: 48.1g, Grasas: 1.8g

10.   Jugo de Zanahoria y Manzana

Ingredientes:

2 zanahorias grandes, en rodajas

2 manzanas verdes pequeñas, sin centro

1 calabacín pequeño, en trozos

1 lima grande, sin piel

¼ cucharadita de jengibre, molido

Preparación:

Lavar y pelar las zanahorias. Cortar en rodajas finas y dejar a un lado.

Lavar la manzana y cortarla por la mitad: Remover el centro y trozar. Dejar a un lado.

Pelar el calabacín y cortarlo en rodajas finas. Dejar a un lado.

Pelar la lima y cortarla por la mitad. Dejar a un lado.

Combinar las zanahorias, manzanas, calabacín y lima en una juguera. Pulsar. Transferir a un vaso y añadir el jengibre.

Información nutricional por porción: Kcal: 161, Proteínas: 7g, Carbohidratos: 48.1g, Grasas: 1.8g

11. Jugo de Frambuesas y Albahaca

Ingredientes:

2 zanahorias medianas, en rodajas

2 tazas de frambuesas

1 taza de albahaca fresca, en trozos

1 limón entero, sin piel

1 manzana Granny Smith pequeña, sin centro

Preparación:

Lavar y pelar las zanahorias. Cortar en rodajas finas y dejar a un lado.

Usando un colador, lavar las frambuesas bajo agua fría. Colar y dejar a un lado.

Lavar la albahaca y romper con las manos. Dejar a un lado.

Pelar el limón y cortarlo por la mitad. Dejar a un lado.

Lavar la manzana y cortarla por la mitad: Remover el centro y trozar. Dejar a un lado.

Combinar las zanahorias, frambuesas, albahaca, limón y manzana en una juguera, y pulsar.

Transferir a un vaso y añadir algunos cubos de hielo.

Servir inmediatamente.

Información nutricional por porción: Kcal: 223, Proteínas: 7.3g, Carbohidratos: 79.5g, Grasas: 2.8g

12.   Jugo de Frambuesas y Zanahoria

Ingredientes:

1 taza de frambuesas

1 taza de moras

1 taza de arándanos

2 zanahorias grandes, sin piel y en trozos

1 naranja grande, en gajos

1 cucharadita de romero fresco, picado

Preparación:

Lavar las frambuesas bajo agua fría. Colar y dejar a un lado.

Combinar las moras y arándanos en un colador. Lavar bajo agua fría y colar. Dejar a un lado.

Lavar las zanahorias y pelarlas. Trozar y dejar a un lado.

Pelar la naranja y dividirla en gajos. Dejar a un lado.

Combinar las frambuesas, arándanos, moras, zanahorias, naranja y romero en una juguera, y pulsar. Transferir a un vaso.

Refrigerar 10 minutos antes de servir.

Información nutricional por porción: Kcal: 246, Proteínas: 7.6g, Carbohidratos: 85.4g, Grasas: 2.5g

13.   Jugo de Verdes de Ensalada y Pepino

Ingredientes:

2 tazas de pepino, en rodajas

2 tazas de verdes de ensalada, en trozos

1 taza de perejil fresco, en trozos

3 zanahorias medianas, en rodajas

1 cucharadita de romero fresco, picado

Preparación:

Lavar el pepino y cortarlo en rodajas finas. Rellenar un vaso medidor y reservar el resto. Dejar a un lado.

Lavar los verdes de ensalada bajo agua fría. Poner en un tazón y añadir 2 tazas de agua hirviendo. Dejar reposar 10 minutos. Colar y dejar a un lado.

Lavar el perejil bajo agua fría y trozar.

Lavar y pelar la zanahoria. Cortar en rodajas finas y dejar a un lado.

Combinar el pepino, verdes de ensalada, perejil, zanahorias y romero en una juguera, y pulsar.

Transferir a un vaso y refrigerar 10 minutos antes de servir.

Información nutricional por porción: Kcal: 94, Proteínas: 6.3g, Carbohidratos: 29g, Grasas: 1.4g

14.   Jugo de Palta y Verdes de Ensalada

Ingredientes:

1 taza de palta, en cubos

2 tazas de verdes de ensalada, en trozos

1 manzana Granny Smith pequeña, sin centro

1 taza de berro, en trozos

1 cucharadita de romero fresco, picado

Preparación:

Pelar la palta y cortarla por la mitad. Remover el carozo y cortarla en cubos. Llenar un vaso medidor y reservar el resto en la nevera. Dejar a un lado.

Lavar los verdes de ensalada bajo agua fría. Poner en un tazón y añadir 2 tazas de agua hirviendo. Dejar reposar 10 minutos. Colar y dejar a un lado.

Lavar la manzana y cortarla por la mitad: Remover el centro y trozar. Dejar a un lado.

Lavar y trozar el berro. Dejar a un lado.

Combinar la palta, verdes de ensalada, manzanas, berro y romero en una juguera.

Procesar y transferir a un vaso. Refrigerar 10 minutos antes de servir.

Información nutricional por porción: Kcal: 389, Proteínas: 8.1g, Carbohidratos: 43.5g, Grasas: 34.4g

15.   Jugo de Bayas Mixtas

Ingredientes:

1 taza de arándanos agrios

1 taza de moras

1 taza de arándanos

1 lima grande, sin piel

1 pepino grande, en trozos

1 taza de chirivías, en rodajas

Preparación:

Combinar los arándanos agrios, moras y arándanos en un colador. Lavar bajo agua fría y colar. Dejar a un lado.

Pelar la lima y cortarla por la mitad. Dejar a un lado.

Lavar el pepino y trozarlo. Dejar a un lado.

Lavar y pelar las chirivías. Cortar en rodajas finas y llenar un vaso medidor. Reservar el resto. Dejar a un lado.

Combinar los arándanos agrios, moras, arándanos, pepino, lima y chirivías en una juguera, y pulsar. Transferir a un vaso y añadir el agua.

Agregar hielo o refrigerar 15 minutos antes de servir.

Información nutricional por porción: Kcal: 243, Proteínas: 7g, Carbohidratos: 82.3g, Grasas: 2g

16.   Jugo de Manzana y Arándanos Agrios

Ingredientes:

1 manzana Granny Smith pequeña, en trozos

1 taza de arándanos agrios

1 taza de berro, en trozos

½ taza de espinaca fresca, en trozos

1 nudo de jengibre pequeño, sin piel

Preparación:

Lavar la manzana y remover el centro. Trozar y dejar a un lado.

Poner los arándanos agrios en un colador y lavar. Colar y dejar a un lado.

Lavar el berro y espinaca bajo agua fría. Colar y romper con las manos. Dejar a un lado.

Pelar el jengibre y dejar a un lado.

Combinar la manzana, arándanos agrios, berro, espinaca y jengibre en una juguera, y pulsar. Transferir a un vaso y añadir agua.

Refrigerar 15 minutos antes de servir.

Información nutricional por porción: Kcal: 249, Proteínas: 3.8g, Carbohidratos: 86.1g, Grasas: 0.9g

17.   Jugo de Hinojo y Verdes de Ensalada

Ingredientes:

1 taza de hinojo, en trozos

1 taza de verdes de ensalada, en trozos

1 manzana verde grande, sin centro

Un puñado de espinaca

1 cucharadita de aceite de oliva

Preparación:

Lavar el bulbo de hinojo y recortar las capas marchitas. Trozar y rellenar un vaso medidor. Reservar el resto en la nevera.

Combinar los verdes de ensalada y espinaca en un colador grande. Lavar bajo agua fría y colar. Romper con las manos y dejar a un lado.

Lavar la manzana y cortarla por la mitad: Remover el centro y trozar. Dejar a un lado.

Combinar el hinojo, verdes de ensalada, espinaca y manzana en una juguera. Pulsar.

Transferir a un vaso y añadir 1 cucharadita de aceite de oliva. Refrigerar 15 minutos antes de servir.

Información nutricional por porción: Kcal: 122, Proteínas: 3.9g, Carbohidratos: 37.4g, Grasas: 0.9g

18.   Jugo de Palta y Col Rizada

Ingredientes:

1 taza de espinaca fresca, en trozos

1 taza de col rizada fresca, en trozos

1 taza de perejil fresco, en trozos

1 taza de pepino, en rodajas

1 taza de palta, en trozos

¼ cucharadita de cúrcuma, molida

Preparación:

Combinar la espinaca, col rizada y perejil en un colador. Lavar bajo agua fría y colar. Romper con las manos y dejar a un lado.

Lavar el pepino y cortarlo en rodajas finas. Dejar a un lado.

Pelar la palta y cortarla por la mitad. Remover el carozo y trozar. Llenar un vaso medidor y reservar el resto.

Combinar la espinaca, col rizada, perejil, pepino y palta en una juguera, y pulsar. Transferir a un vaso y añadir la cúrcuma.

Refrigerar 10 minutos antes de servir.

Información nutricional por porción: Kcal: 285, Proteínas: 17.3g, Carbohidratos: 34.8g, Grasas: 24.4g

19.   Jugo de Pomelo y Zanahorias

Ingredientes:

1 taza de frambuesas

2 naranjas grandes, en gajos

2 zanahorias grandes, sin piel y en trozos

1 pomelo entero, en gajos

1 nudo de jengibre pequeño

Preparación:

Lavar las frambuesas bajo agua fría y colar. Dejar a un lado.

Pelar la naranja y dividirla en gajos. Cortar cada gajo por la mitad y dejar a un lado.

Lavar las zanahorias y pelarlas. Trozar y dejar a un lado.

Pelar el pomelo y dividir en gajos. Cortar cada gajo por la mitad y dejar a un lado.

Combinar las frambuesas, naranjas, zanahorias, pomelo y jengibre en una juguera, y pulsar. Transferir a un vaso y añadir el agua de coco.

Información nutricional por porción: Kcal: 304, Proteínas: 8.2g, Carbohidratos: 99g, Grasas: 1.9g

20. Jugo de Naranja y Apio

Ingredientes:

2 naranjas pequeñas, en gajos

2 tallos de apio medianos

1 manzana pequeña, sin centro

1 taza de frambuesas

1 nudo de jengibre pequeño

Preparación:

Pelar la naranja y dividirla en gajos. Dejar a un lado.

Lavar y trozar el apio. Dejar a un lado.

Lavar la manzana y cortarla por la mitad: Remover el centro y trozar. Dejar a un lado.

Lavar las frambuesas bajo agua fría. Colar y dejar a un lado.

Combinar la naranja, apio, manzana, frambuesas y jengibre en una juguera, y pulsar. Transferir a un vaso y añadir hielo picado.

Servir inmediatamente.

Información nutricional por porción: Kcal: 185, Proteínas: 4.5g, Carbohidratos: 60.3g, Grasas: 1.4g

21.   Jugo de Lechuga Romana y Espinaca

Ingredientes:

1 taza de cilantro fresco, en trozos

1 taza de espinaca fresca, en trozos

1 taza de Lechuga romana, rallada

1 pepino entero, en rodajas

1 cucharadita de aceite de oliva

Preparación:

Combinar el cilantro, espinaca y lechuga en un colador grande. Lavar bajo agua fría y colar. Trozar y dejar a un lado.

Lavar el pepino y cortarlo en rodajas finas. Dejar a un lado.

Combinar el cilantro, espinaca, lechuga y pepino en una juguera, y pulsar.

Transferir a un vaso y añadir una cucharadita de aceite de oliva antes de servir.

Servir inmediatamente.

Información nutricional por porción: Kcal: 85, Proteínas: 10.3g, Carbohidratos: 23.9g, Grasas: 1.8g

22.   Jugo de Zanahoria y Pepino

Ingredientes:

4 zanahorias medianas, en rodajas

1 lima entera, sin piel

2 tazas de pepino, en rodajas

1 calabacín pequeño, en trozos

1 naranja mediana, en gajos

1 cucharada de miel

Preparación:

Lavar y pelar las zanahorias. Cortar en rodajas finas y dejar a un lado.

Pelar la lima y cortarla por la mitad. Dejar a un lado.

Lavar el pepino y cortarlo en rodajas finas. Llenar un vaso medidor y reservar el resto.

Pelar el calabacín y cortarlo por la mitad. Remover las semillas y lavar. Trozar y dejar a un lado.

Pelar la naranja y dividirla en gajos. Cortar cada gajo por la mitad y dejar a un lado.

Combinar las zanahorias, lima, pepino, calabacín y naranja en una juguera, y pulsar.

Transferir a un vaso y añadir la miel.

Agregar hielo antes de servir.

Información nutricional por porción: Kcal: 161, Proteínas: 5.8g, Carbohidratos: 49.9g, Grasas: 1.2g

23. Jugo de Frambuesas y Naranja

Ingredientes:

4 zanahorias grandes, sin piel y en trozos

2 tazas de frambuesas

2 naranjas grandes, en gajos

¼ cucharadita de jengibre, molido

Preparación:

Lavar las zanahorias y pelarlas. Trozar y dejar a un lado.

Lavar las frambuesas bajo agua fría y colar. Dejar a un lado.

Pelar las naranjas y dividirlas en gajos. Dejar a un lado.

Combinar las zanahorias, frambuesas y naranjas en una juguera, y pulsar. Transferir a un vaso y añadir el jengibre.

Refrigerar 15 minutos antes de servir.

Información nutricional por porción: Kcal: 274, Proteínas: 8.7g, Carbohidratos: 96.3g, Grasas: 2.6g

24.   Jugo de Coliflor y Albahaca

Ingredientes:

2 tazas de coliflor, en trozos

1 taza de albahaca fresca, en trozos

1 taza de verdes de remolacha, en trozos

1 taza de brócoli, en trozos

1 limón grande, sin piel

2 naranjas grandes, en gajos

1 manzana roja mediana, sin centro

Preparación:

Recortar las hojas externas de la coliflor. Lavar bajo agua fría y trozar. Llenar un vaso medidor y reservar el resto en la nevera.

Combinar la albahaca y verdes de remolacha en un colador grande. Lavar bajo agua fría y colar. Romper con las manos y dejar a un lado.

Lavar el brócoli y trozarlo. Dejar a un lado.

Pelar el limón y cortarlo por la mitad. Dejar a un lado.

Pelar las naranjas y dividirlas en gajos. Dejar a un lado.

Lavar la manzana y cortarla por la mitad. Remover el centro y trozar. Dejar a un lado.

Combinar la coliflor, albahaca, brócoli, verdes de remolacha, limón, naranjas y manzana en una juguera. Pulsar y transferir a un vaso.

Agregar algunos cubos de hielo y servir inmediatamente.

Información nutricional por porción: Kcal: 290, Proteínas: 13.1g, Carbohidratos: 90.3g, Grasas: 2g

25.   Jugo de Manzana y Brotes de Bruselas

Ingredientes:

1 manzana mediana, sin centro

1 taza de Brotes de Bruselas

1 zanahoria mediana, en trozos

1 limón entero, sin piel

2 naranjas grandes, en gajos

2 onzas de agua

Preparación:

Lavar la manzana y cortarla por la mitad. Remover el centro y trozar. Dejar a un lado.

Lavar los brotes de Bruselas y recortar las hojas marchitas. Cortar por la mitad y dejar a un lado.

Lavar y pelar la zanahoria. Trozar y dejar a un lado.

Pelar el limón y cortarlo por la mitad. Dejar a un lado.

Pelar la naranja y dividirla en gajos. Cortar cada gajo por la mitad y dejar a un lado.

Combinar la manzana, brotes de Bruselas, zanahoria, limón y naranjas en una juguera. Pulsar. Transferir a un vaso.

Agregar hielo o refrigerar 10 minutos antes de servir.

Información nutricional por porción: Kcal: 367, Proteínas: 11.6g, Carbohidratos: 113.8g, Grasas: 2g

26. Jugo de Calabacín y Brócoli

Ingredientes:

1 calabacín pequeño, en trozos

1 taza de brócoli, en trozos

1 taza de Brotes de Bruselas

1 taza de pepino, en rodajas

1 rodaja de jengibre pequeña, sin piel

1 cucharadita de aceite de oliva

Preparación:

Lavar el brócoli y recortar las capas externas. Trozar y dejar a un lado.

Pelar el calabacín y trozarlo. Dejar a un lado.

Lavar los brotes de Bruselas y recortar las hojas marchitas. Cortarlos por la mitad y dejar a un lado.

Lavar el pepino y cortarlo en rodajas finas. Rellenar un vaso medidor y reservar el resto. Dejar a un lado.

Combinar el calabacín, brócoli, brotes de Bruselas, pepino y jengibre en una juguera, y pulsar.

Transferir a un vaso y añadir una cucharadita de aceite de oliva antes de servir.

Servir inmediatamente.

Información nutricional por porción: Kcal: 160, Proteínas: 15.3g, Carbohidratos: 41.5g, Grasas: 1.6g

27.   Jugo de Palta y Espárragos

Ingredientes:

1 taza de espárragos frescos, recortados

1 taza de palta, en cubos

1 manzana Dorada Deliciosa pequeña, sin centro

1 lima entera, sin piel

1 taza de Acelga, en trozos

1 nudo de jengibre pequeño, sin piel

Preparación:

Lavar los espárragos y recortar las puntas. Trozar y dejar a un lado.

Pelar la palta y cortarla por la mitad. Remover el carozo y trozar. Dejar a un lado.

Lavar la manzana y remover el centro. Trozar y dejar a un lado.

Pelar la lima y cortarla por la mitad. Dejar a un lado.

Lavar la acelga bajo agua fría y colar. Trozar y dejar a un lado.

Pelar el nudo de jengibre y trozarlo. Dejar a un lado.

Procesar los espárragos, palta, manzana, lima, acelga y jengibre en una juguera. Transferir a un vaso y refrigerar 15 minutos antes de servir.

Información nutricional por porción: Kcal: 313, Proteínas: 7.2g, Carbohidratos: 46.4g, Grasas: 22.5g

28.   Jugo de Palta y Acelga

Ingredientes:

1 taza de palta, en rodajas

1 taza de Acelga, en trozos

2 zanahorias medianas

1 lima entera, sin piel

1 taza de hinojo, en trozos

1 cucharadita de aceite de oliva

Preparación:

Lavar la acelga bajo agua fría y colar. Trozar y dejar a un lado.

Pelar la palta y cortarla por la mitad. Remover el carozo y cortar en rodajas finas. Rellenar un vaso medidor y reservar el resto.

Lavar y pelar las zanahorias. Trozar y dejar a un lado.

Pelar la lima y cortarla por la mitad. Dejar a un lado.

Lavar el bulbo de hinojo y recortar las capas marchitas. Trozar y llenar un vaso medidor. Reservar el resto.

Lavar y pelar las zanahorias. Trozar y dejar a un lado.

Combinar la palta, acelga, zanahorias, lima e hinojo en una juguera, y pulsar. Transferir a un vaso y añadir 1 cucharadita de aceite de oliva antes de servir.

Refrigerar 15 minutos antes de servir.

Información nutricional por porción: Kcal: 267, Proteínas: 6g, Carbohidratos: 35.8g, Grasas: 22.5g

29.   Jugo de Palta y Calabacín

Ingredientes:

1 taza de palta, en trozos

1 calabacín pequeño, en trozos

1 lima entera, sin piel

1 naranja grande, sin piel

1 cucharadita de menta fresca, picada

Preparación:

Pelar la palta y cortarla por la mitad. Remover el carozo y trozar. Dejar a un lado.

Pelar el calabacín y cortarlo por la mitad. Remover las semillas y lavar. Trozar y dejar a un lado.

Pelar la lima y cortarla por la mitad. Dejar a un lado.

Pelar la naranja y dividirla en gajos. Cortar cada gajo por la mitad y dejar a un lado.

Combinar la palta, calabacín, naranja, lima y menta en una juguera, y pulsar. Transferir a un vaso y añadir el agua de coco. Agregar hielo picado y servir inmediatamente.

Información nutricional por porción: Kcal: 309, Proteínas: 5.8g, Carbohidratos: 44.5g, Grasas: 22.4g

30.   Jugo de Palta e Hinojo

Ingredientes:

1 taza de palta, en trozos

1 taza de hinojo, en trozos

1 manzana Granny Smith pequeña, en trozos

1 taza de pepino, en rodajas

¼ cucharadita de jengibre, molido

Preparación:

Pelar la palta y cortarla por la mitad. Remover el carozo y trozar. Llenar un vaso medidor y reservar el resto.

Lavar el bulbo de hinojo y recortar las capas marchitas. Trozar y rellenar un vaso medidor. Reservar el resto en la nevera.

Lavar la manzana y remover el centro. Trozar y dejar a un lado.

Lavar el pepino y cortarlo en rodajas finas. Llenar un vaso medidor y reservar el resto en la nevera. Dejar a un lado.

Combinar la palta, hinojo, manzana y pepino en una juguera, y pulsar. Transferir a un vaso y añadir el jengibre.

Agregar hielo antes de servir.

Información nutricional por porción: Kcal: 286, Proteínas: 5g, Carbohidratos: 40.3g, Grasas: 21.9g

31. Jugo de Verdes de Mostaza y Acelga

Ingredientes:

2 tazas de verdes de mostaza, en trozos

2 tazas de espinaca fresca, en trozos

2 zanahorias grandes, en rodajas

2 tazas de Acelga, en trozos

1 cucharadita de romero fresco, picado

Preparación:

Lavar los verdes de mostaza y espinaca bajo agua fría. Colar y trozar. Dejar a un lado.

Lavar la espinaca y colar. Romper con las manos y dejar a un lado.

Lavar y pelar la zanahoria. Cortar en rodajas finas y dejar a un lado.

Lavar la acelga bajo agua fría y colar. Trozar y dejar a un lado.

Combinar los verdes de mostaza, espinaca, zanahoria, acelga y romero en una juguera, y pulsar.

Refrigerar 15 minutos antes de servir.

Información nutricional por porción: Kcal: 78, Proteínas: 7.5g, Carbohidratos: 23.9g, Grasas: 1.2g

32.   Jugo de Pimiento y Apio

Ingredientes:

1 taza de col rizada fresca, en trozos

1 tallo de apio mediano, en trozos

1 taza de guisantes verdes

1 taza de espinaca fresca, en trozos

¼ cucharadita de sal

Preparación:

Combinar la col rizada y espinaca en un colador. Lavar bajo agua fría y colar. Romper con las manos y dejar a un lado.

Lavar el tallo de apio y trozar. Dejar a un lado.

Lavar los guisantes en un colador. Poner en un tazón y remojar en agua por 30 minutos.

Combinar la col rizada, apio, guisantes y espinaca en una juguera, y pulsar. Transferir a un vaso y añadir la sal.

Servir inmediatamente.

Información nutricional por porción: Kcal: 166, Proteínas: 21g, Carbohidratos: 41.5g, Grasas: 2.6g

33. Jugo de Espinaca y Frijoles Verdes

Ingredientes:

1 taza de espinaca fresca, en trozos

1 taza de frijoles verdes, en trozos

1 manzana Granny Smith mediana, sin centro

1 tallo de apio mediano, en trozos

1 cucharadita de aceite de oliva

Preparación:

Lavar la espinaca bajo agua fría. Trozar y llenar un vaso medidor. Reservar el resto.

Lavar los frijoles verdes y trozar. Llenar un vaso medidor y reservar el resto.

Lavar la manzana y cortar por la mitad. Remover el centro y trozar. Dejar a un lado.

Lavar y trozar el apio. Dejar a un lado.

Combinar la espinaca, frijoles verdes, manzana y apio en una juguera, y pulsar. Transferir a un vaso y añadir una cucharadita de aceite de oliva antes de servir.

Agregar hielo antes de servir.

Información nutricional por porción: Kcal: 140, Proteínas: 8.5g, Carbohidratos: 37.3g, Grasas: 1.4g

34.   Jugo de Pomelo y Arándanos

Ingredientes:

1 pomelo entero, en gajos

1 taza de arándanos

1 manzana Dorada Deliciosa pequeña, sin centro

¼ cucharadita de canela, molida

Preparación:

Pelar el pomelo y dividir en gajos. Cortar cada gajo por la mitad y dejar a un lado.

Lavar los arándanos. Colar y dejar a un lado.

Lavar la manzana y cortarla por la mitad: Remover el centro y trozar. Dejar a un lado.

Combinar el pomelo, arándanos y manzana en una juguera, y pulsar. Transferir a un vaso y añadir la canela.

Agregar hielo antes de servir.

Información nutricional por porción: Kcal: 191, Proteínas: 2.1g, Carbohidratos: 54.7g, Grasas: 1g

35.   Jugo de Palta y Arándanos Agrios

Ingredientes:

1 taza de palta, en cubos

1 limón entero, sin piel

1 taza de arándanos agrios

1 taza de pepino, en rodajas

1 calabacín pequeño, en trozos

1 taza de perejil, en trozos

Preparación:

Pelar la palta y cortarla en cubos. Llenar un vaso medidor y reservar el resto en la nevera. Dejar a un lado.

Pelar el limón y cortarlo por la mitad. Dejar a un lado.

Lavar los arándanos agrios y dejar a un lado.

Lavar el pepino y cortarlo en rodajas. Rellenar un vaso medidor y reservar el resto.

Pelar el calabacín y trozarlo. Dejar a un lado.

Lavar el perejil y romper con las manos. Llenar un vaso medidor y reservar el resto.

Combinar la palta, arándanos agrios, pepino, perejil y calabacín en una juguera, y pulsar. Transferir a un vaso y añadir hielo antes de servir.

Información nutricional por porción: Kcal: 343, Proteínas: 8.6g, Carbohidratos: 44.1g, Grasas: 30.6g

36. Jugo de Mora y Pomelo

Ingredientes:

1 taza de moras

1 pomelo entero, en gajos

1 naranja sangre mediana, sin piel

1 limón entero, sin piel

2 zanahorias medianas, en rodajas

1 onza de agua

Preparación:

Lavar las moras bajo agua fría y colar. Dejar a un lado.

Pelar el pomelo y dividir en gajos. Cortar cada gajo por la mitad y dejar a un lado.

Pelar la naranja y dividirla en gajos. Cortar cada gajo por la mitad y dejar a un lado.

Pelar el limón y cortarlo por la mitad. Dejar a un lado.

Lavar y pelar las zanahorias. Cortar en rodajas finas y dejar a un lado.

Combinar las moras, pomelo, naranja, limón y zanahoria en una juguera. Pulsar y transferir a un vaso.

Agregar hielo o refrigerar antes de servir.

Información nutricional por porción: Kcal: 216, Proteínas: 6.9g, Carbohidratos: 72.5g, Grasas: 1.6g

37. Jugo de Manzana Granny Smith y Apio

Ingredientes:

1 taza de apio, en trozos

2 manzanas Granny Smith pequeñas, sin centro

1 taza de col rizada fresca, en trozos

1 lima entera, sin piel

1 taza de brócoli, en trozos

Preparación:

Lavar el apio y trozarlo. Llenar un vaso medidor y dejar a un lado.

Lavar la manzana y cortarla por la mitad: Remover el centro y trozar. Dejar a un lado.

Lavar la col rizada bajo agua fría. Trozar y dejar a un lado.

Pelar y trozar la lima. Dejar a un lado.

Lavar el brócoli y trozarlo. Llenar un vaso medidor y reservar el resto en la nevera. Dejar a un lado.

Combinar el apio, manzana, col rizada, lima y brócoli en una juguera, y pulsar. Transferir a un vaso y agregar hielo antes de servir.

Información nutricional por porción: Kcal: 200, Proteínas: 7.58g, Carbohidratos: 57.8g, Grasas: 1.7g

38.   Jugo de Brócoli e Hinojo

Ingredientes:

1 taza de brócoli, en trozos

1 taza de hinojo, en trozos

1 taza de Brotes de Bruselas, por la mitad

1 taza de berro, en trozos

1 taza de pepino, en rodajas

Preparación:

Lavar el brócoli y trozarlo. Llenar un vaso medidor y reservar el resto en la nevera. Dejar a un lado.

Lavar el hinojo y recortar las hojas externas. Trozar y llenar un vaso medidor. Reservar el resto.

Lavar los brotes de Bruselas y recortar las hojas externas. Cortar por la mitad y dejar a un lado.

Lavar el berro bajo agua fría. Colar y romper con las manos. Dejar a un lado.

Lavar el pepino y cortarlo en rodajas finas. Llenar el vaso medidor y reservar el resto.

Combinar el brócoli, hinojo, brotes de Bruselas, berro y pepino en una juguera, y pulsar. Transferir a un vaso y refrigerar 10 minutos antes de servir.

Información nutricional por porción: Kcal: 72, Proteínas: 7.7g, Carbohidratos: 22.6g, Grasas: 0.8g

39. Jugo de Verdes de Remolacha y Zanahoria

Ingredientes:

1 taza de verdes de remolacha, en trozos

2 zanahorias grandes, en rodajas

1 pomelo entero, en gajos

1 manzana verde mediana, sin centro

1 naranja mediana, sin piel

¼ cucharadita de jengibre, molido

Preparación:

Lavar los verdes de remolacha bajo agua fría. Colar y romper con las manos. Dejar a un lado.

Lavar la zanahoria y cortar en rodajas gruesas. Dejar a un lado.

Pelar el pomelo y dividir en gajos. Cortar cada gajo por la mitad y dejar a un lado.

Pelar la naranja y dividirla en gajos. Cortar cada gajo por la mitad y dejar a un lado.

Lavar la manzana y cortarla por la mitad. Remover el centro y trozar. Dejar a un lado.

Combinar los verdes de remolacha, zanahoria, pomelo, manzana y naranja en una juguera, y pulsar.

Transferir a un vaso y añadir el jengibre.

Servir frío.

Información nutricional por porción: Kcal: 293, Proteínas: 7g, Carbohidratos: 90.5g, Grasas: 1.4g

40.   Jugo de Pepino y Verdes de Ensalada

Ingredientes:

1 taza de pepino, en rodajas

2 tazas de verdes de ensalada, en trozos

1 lima entera, sin piel

1 taza de Acelga, en trozos

1 tallo de apio grande, en trozos

1 taza de perejil fresco, en trozos

1 onza de agua

Preparación:

Combinar los verdes de ensalada y acelga en un colador grande. Lavar bajo agua fría y colar. Trozar y dejar a un lado.

Lavar el pepino y cortarlo en rodajas finas. Llenar un vaso medidor y reservar el resto en la nevera.

Pelar la lima y cortarla por la mitad. Dejar a un lado.

Lavar el apio y trozarlo. Dejar a un lado.

Lavar el perejil bajo agua fría y romper con las manos. Dejar a un lado.

Combinar los verdes de ensalada, pepino, lima, acelga y apio en una juguera, y pulsar. Transferir a un vaso y añadir el agua y sal. Refrigerar 10 minutos antes de servir.

Información nutricional por porción: Kcal: 40, Proteínas: 3.8g, Carbohidratos: 12.7g, Grasas: 0.7g

41.   Jugo de Albahaca y Palta

Ingredientes:

1 taza de albahaca fresca, en trozos

1 taza de palta, en cubos

1 taza de perejil fresco, en trozos

1 taza de espinaca fresca, en trozos

1 taza de verdes de mostaza, en trozos

¼ cucharadita de sal

Preparación:

Combinar la albahaca, perejil y verdes de mostaza en un colador. Lavar bajo agua fría y colar. Romper con las manos y dejar a un lado.

Lavar las hojas de espinaca y trozarla. Llenar un vaso medidor y reservar el resto. Dejar a un lado.

Pelar la palta y cortarla por la mitad. Remover el carozo y cortarla en cubos. Llenar un vaso medidor y reservar el resto en la nevera. Dejar a un lado.

Combinar la albahaca, perejil, verdes de mostaza, espinaca y palta en una juguera, y pulsar. Transferir a un vaso y añadir el jugo de tomate y sal.

Servir frío.

Información nutricional por porción: Kcal: 64, Proteínas: 10.9g, Carbohidratos: 17.9g, Grasas: 1.8g

42.   Jugo de Arándanos y Pomelo

Ingredientes:

2 tazas de arándanos

1 nudo de jengibre pequeño, sin piel y en trozos

1 naranja sangre mediana, sin piel

1 pomelo entero, en gajos

Preparación:

Poner los arándanos en un colador. Lavar bajo agua fría y colar. Llenar un vaso medidor y reservar el resto en la nevera.

Pelar y trozar el jengibre. Dejar a un lado.

Pelar la naranja y dividirla en gajos. Cortar cada gajo por la mitad y dejar a un lado.

Pelar el pomelo y dividir en gajos. Cortar cada gajo por la mitad y dejar a un lado.

Combinar los arándanos, jengibre, naranja y pomelo en una juguera, y pulsar.

Transferir a un vaso y añadir algunos cubos de hielo antes de servir.

Información nutricional por porción: Kcal: 282, Proteínas: 5.4g, Carbohidratos: 85.5g, Grasas: 1.5g

43.   Jugo de Lechuga Romana y Pomelo

Ingredientes:

1 pomelo entero, en gajos

1 taza de Lechuga romana, rallada

2 zanahorias medianas, en rodajas

1 taza de menta fresca, en trozos

1 lima entera, sin piel

Preparación:

Pelar el pomelo y dividir en gajos. Cortar cada gajo por la mitad y dejar a un lado.

Lavar la lechuga bajo agua fría. Rallarla y llenar un vaso medidor. Reservar el resto.

Lavar y pelar las zanahorias. Cortar en rodajas finas y dejar a un lado.

Lavar la menta y ponerla en un tazón mediano. Añadir una taza de agua caliente y dejar reposar 10 minutos. Colar y dejar a un lado.

Pelar la lima y cortarla por la mitad. Dejar a un lado.

Combinar el pomelo, lechuga, zanahorias, menta y lima en una juguera, y pulsar. Transferir a un vaso y añadir hielo picado antes de servir.

Información nutricional por porción: Kcal: 147, Proteínas: 4.7g, Carbohidratos: 46.8g, Grasas: 1.1g

44.   Jugo de Albahaca y Brócoli

Ingredientes:

2 tazas de coliflor, en trozos

1 taza de albahaca fresca, en trozos

1 taza de Acelga, en trozos

1 taza de brócoli, en trozos

1 taza de verdes de remolacha, en trozos

1 limón grande, sin piel

1 manzana verde mediana, sin centro

Preparación:

Recortar las hojas externas de la coliflor. Lavar bajo agua fría y trozar. Llenar un vaso medidor y reservar el resto en la nevera.

Combinar la albahaca y verdes de remolacha en un colador grande. Lavar bajo agua fría y colar. Romper con las manos y dejar a un lado.

Lavar la acelga bajo agua fría y colar. Trozar y dejar a un lado.

Lavar el brócoli y trozarlo. Dejar a un lado.

Pelar el limón y cortarlo por la mitad. Dejar a un lado.

Lavar la manzana y cortarla por la mitad. Remover el centro y trozar. Dejar a un lado.

Combinar la coliflor albahaca, brócoli, verdes de remolacha, limón, manzana y acelga en una juguera. Pulsar y transferir a un vaso.

Agregar algunos cubos de hielo y servir inmediatamente.

Información nutricional por porción: Kcal: 138, Proteínas: 7.4g, Carbohidratos: 41.4g, Grasas: 1.3g

45.   Jugo de Brotes de Bruselas y Col Rizada

Ingredientes:

2 tazas de Brotes de Bruselas, por la mitad

1 manzana Granny Smith mediana, sin centro

1 taza de menta fresca, en trozos

1 taza de col rizada fresca, en trozos

1 lima entera, sin piel

1 taza de brócoli, en trozos

1 onza de agua

Preparación:

Lavar los brotes de Bruselas y recortar las hojas externas. Cortarlos por la mitad y llenar un vaso medidor. Reservar el resto.

Lavar la manzana y cortarla por la mitad: Remover el centro y trozar. Dejar a un lado.

Combinar la menta y col rizada en un colador grande y lava bajo agua fría. Colar y romper con las manos. Dejar a un lado.

Pelar la lima y cortarla por la mitad. Dejar a un lado.

Lavar el brócoli y trozarlo. Dejar a un lado.

Combinar los brotes de Bruselas, manzana, menta, col rizada, lima y brócoli en una juguera, y pulsar. Transferir a un vaso y añadir el agua.

Refrigerar 10 minutos antes de servir.

Información nutricional por porción: Kcal: 171, Proteínas: 14g, Carbohidratos: 74.4, Grasas: 2.2g

46. Jugo de Zanahorias y Chirivías

Ingredientes:

2 zanahorias medianas, en rodajas

2 tazas de chirivías, en rodajas

1 taza de pepino, en rodajas

1 taza de berro, en trozos

1 limón entero, sin piel

1 nudo de jengibre pequeño, sin piel

1 cucharada de miel

Preparación:

Lavar y pelar las chirivías y zanahorias. Cortar en rodajas y dejar a un lado.

Pelar y trozar el pepino. Llenar un vaso medidor y reservar el resto.

Lavar el berro bajo agua fría y colar. Romper con las manos y dejar a un lado.

Pelar el limón y cortarlo por la mitad. Dejar a un lado.

Pelar el nudo de jengibre y trozarlo. Dejar a un lado.

Combinar las chirivías, zanahoria, pepino, berro, limón y jengibre en una juguera, y pulsar.

Transferir a un vaso y añadir la miel.

Información nutricional por porción: Kcal: 210, Proteínas: 6.2g, Carbohidratos: 68.3g, Grasas: 1.4g

47. Jugo de Hinojo Y Verdes de Mostaza

Ingredientes:

1 taza de hinojo, en trozos

2 tazas de verdes de mostaza, en trozos

1 puerro grande, en trozos

1 taza de menta fresca, en trozos

1 manzana verde grande, sin centro

Un puñado de espinaca

1 cucharada de miel líquida

Preparación:

Lavar los verdes de mostaza y espinaca bajo agua fría. Colar y trozar. Dejar a un lado.

Lavar el bulbo de hinojo y recortar las capas marchitas. Trozar y rellenar un vaso medidor. Reservar el resto en la nevera.

Lavar y trozar el puerro. Dejar a un lado.

Lavar la manzana y cortarla por la mitad: Remover el centro y trozar. Dejar a un lado.

Combinar el hinojo, verdes de mostaza, menta, espinaca, puerro y manzana en una juguera. Pulsar.

Transferir a un vaso y refrigerar 15 minutos antes de servir.

Información nutricional por porción: Kcal: 180, Proteínas: 6.2g, Carbohidratos: 53.7g, Grasas: 1.4g

48.   Jugo de Col Rizada y Verdes de Mostaza

Ingredientes:

2 manzanas verdes medianas, sin centro

1 taza de pepino, en rodajas

2 tazas de col rizada fresca, en trozos

1 taza de verdes de mostaza, en trozos

1 taza de espinaca fresca, en trozos

1 zanahoria grande, en rodajas

1 cucharadita de romero fresco, picado

Preparación:

Lavar las manzanas y cortarlas por la mitad. Remover el centro y trozar. Dejar a un lado.

Lavar el pepino y cortarlo en rodajas finas. Rellenar un vaso medidor y reservar el resto. Dejar a un lado.

Lavar la col rizada bajo agua fría. Trozar y dejar a un lado.

Lavar los verdes de mostaza y espinaca bajo agua fría. Colar y trozar. Dejar a un lado.

Lavar y pelar la zanahoria. Cortar en rodajas finas y dejar a un lado.

Combinar las manzanas, verdes de mostaza, espinaca, zanahoria y romero en una juguera, y pulsar.

Transferir a un vaso y refrigerar 15 minutos antes de servir.

Información nutricional por porción: Kcal: 250, Proteínas: 11g, Carbohidratos: 71.5g, Grasas: 2.5g

OTROS TITULOS DE ESTE AUTOR

70 Recetas De Comidas Efectivas Para Prevenir Y Resolver Sus Problemas De Sobrepeso: Queme Calorías Rápido Usando Dietas Apropiadas y Nutrición Inteligente

Por

Joe Correa CSN

48 Recetas De Comidas Para Eliminar El Acné: ¡El Camino Rápido y Natural Para Reparar Sus Problemas de Acné En 10 Días O Menos!

Por

Joe Correa CSN

41 Recetas De Comidas Para Prevenir el Alzheimer: ¡Reduzca El Riesgo de Contraer La Enfermedad de Alzheimer De Forma Natural!

Por

Joe Correa CSN

70 Recetas De Comidas Efectivas Para El Cáncer De Mama: Prevenga Y Combata El Cáncer De Mama Con una Nutrición Inteligente y Alimentos Poderosos

Por

Joe Correa CSN